CONGRÈS DE REIMS, AOUT 1907

(SECTION D'ODONTOLOGIE)

Traitement conservateur dans la Pulpite

PAR

M. PINCEMAILLE

Chirurgien-Dentiste de la Faculté de Médecine de Paris

SAINT-AMAND (CHER)

IMPRIMERIE ET STÉRÉOTYPIE DE BUSSIÈRE

70, RUE LAFAYETTE, 70

1907

Vente chez l'Auteur, rue Benjamin-Constant, Saint-Amand (Cher)

CONGRÈS DE REIMS, AOUT 1907

(SECTION D'ODONTOLOGIE)

Traitement conservateur dans la Pulpite

PAR

M. PINCEMAILLE

Chirurgien-Dentiste de la Faculté de Médecine de Paris

SAINT-AMAND (CHER)

IMPRIMERIE ET STÉRÉOTYPIE DE BUSSIÈRE

70, RUE LAFAYETTE, 70

1907

TRAITEMENT CONSERVATEUR

DANS LA PULPITE

Il est un fait bien connu dans l'histoire des peuples aussi bien que dans l'histoire des sciences et des arts, c'est que toute révolution conduit à une contre-révolution. Il semble que l'esprit humain ne puisse, du premier coup, s'arrêter à de justes limites, et qu'avec lui, l'exagération soit de rigueur. Qu'une idée nouvelle, même excellente, vienne à prendre naissance et la voici, presque aussitôt, exposée à dépasser ses confins raisonnables.

La science médicale n'a pas échappé à cette règle. La découverte de l'antisepsie a conduit à l'antisepsie à outrance avant de venir au point où elle est aujourd'hui et de donner naissance à l'asepsie.

La chirurgie, profitant de son aide et de celle de l'anesthésie a suivi la même marche par trop rapide, et l'excès d'opérations donne actuellement naissance à un mouvement plus favorable à la conservation. Ne voit-on pas, en effet, des chirurgiens éminents tout d'abord partisans des interventions chirurgicales devenir plus prudents, plus réservés pour les mêmes cas pathologiques et préférer à cette intervention celle de la thérapeutique ?

M. le Prof. J. Lucas-Championnière s'exprime ainsi

à ce sujet : « Ce n'est pas là un recul sur le mouvement de la chirurgie moderne, c'est une compréhension plus sage de notre art, opposée à la séduction trop facile de l'intervention quand même [1] ».

La chirurgie dentaire, elle aussi, s'est ressentie de cette contre-révolution. L'extraction se pratique de moins en moins au profit d'un traitement conservateur. Une chose pourtant persiste, c'est le traitement destructeur de la pulpe dentaire. Alors que d'autres tissus organiques enflammés peuvent revenir, avec un traitement approprié, à leur état normal et se reformer, la pulpe fait exception à la règle, et sitôt irritée, est l'objet, de la part des opérateurs, d'une intervention chirurgicale.

C'est cette idée, s'ajoutant à l'observation de certains faits, qui nous a conduit peu à peu à l'idée du traitement conservateur dans la pulpite.

Un fait nous avait, depuis longtemps, frappé, c'est que les dents atteintes de deuxième degré avancé, ayant même donné naissance à de très légères douleurs et que nous avions soignées tout en conservant intacte la vitalité pulpaire, ne nous avaient pas donné d'insuccès. Nous émîmes alors, en septembre dernier, l'hypothèse que la pulpe attaquée, enflammée pourrait, avec un traitement approprié, revenir à son état normal d'asepsie et qu'ainsi on se trouverait en présence d'un troisième degré ramené, au point de vue clinique, à un deuxième, avec, dans les cas de perforations de la chambre pulpaire, l'opération du coiffage.

Depuis ce moment, nous nous sommes appliqués à conserver intacte la vitalité de la pulpe dentaire dans ses divers degrés d'inflammation, nous avons noté nos observations et c'est leurs résultats que nous allons apporter ici.

[1] *Journal de médecine et de chirurgie pratique*, 10 juin 1907.

∴

Si on cherche à trouver l'apparition du traitement conservateur de la pulpe dans la thérapeutique dentaire, si on cherche à faire l'historique de cette question, on est frappé par le manque de renseignements.

Les auteurs classiques actuels en parlent dans leurs traités, quelques auteurs disparus s'en sont aussi occupés, puis, tout à coup, la transition est brusque, si on cherche plus avant, on ne trouve plus rien.

C'est dans la deuxième moitié du siècle dernier, qu'on doit en chercher l'origine. Quelques praticiens américains imaginèrent divers procédés leur permettant un traitement plus rapide dans la pulpite, mais sans publier ce qui était plutôt, pour eux, à ce moment-là, leurs secrets.

En France, Préterre qui, à cette époque, était un des premiers opérateurs français initiés à la science américaine, parle dans son livre-réclame, intitulé *Les Dents*, de certains moyens ayant pour but de conserver la pulpe mise à nu. Les uns emploient, dit-il, une sorte de coiffe en or qui repose sur l'ivoire entourant la perforation, d'autres cautérisent la surface de la pulpe avec de l'acide phénique et la recouvrent ensuite de pâte à l'oxychlorure de zinc (1).

M. le Prof. Redier, à qui nous nous sommes adressés pour avoir quelques renseignements au sujet de l'historique de cette question du coiffage, nous a fait le très grand honneur de nous répondre. Nous tenons ici à ouvrir une parenthèse pour le remercier de sa très haute bienveillance à notre égard, et cela sans nous connaître, par simples relations de correspondances. Nous aurons aussi l'occasion, au cours de cette communication, de citer M. le Prof. Cavalié, de

(1) Préterre. — *Les Dents*, p. 112.

Bordeaux, qu'il nous permette aussi de le remercier de sa grande obligeance. Avec de pareils aides, le travail devient facile et agréable, et on a bien peu de mérite à s'y adonner.

Voici ce que M. Redier nous écrit : « Ni Weld (Leipzig, 1870), ni Salter (Londres, 1874), ni Harris et Austen, les seuls traités un peu complets où je pouvais espérer trouver au moins une mention du traitement conservateur de la pulpe par le coiffage, n'en font mention. J'ai également cherché dans le volume de *Leçons cliniques*, publié par Andrieux, sans y rien trouver. Je suis convaincu que le coiffage fut, à l'origine, un procédé, je dirais volontiers un truc, imaginé probablement en même temps par plusieurs praticiens américains vers 1865 ou 1870, et voici pourquoi... » et M. Redier nous donne, comme raison de cette croyance, une conversation qu'il eut avec Préterre vers cette époque et au cours de laquelle ce dernier lui parla du coiffage.

M. le Dr Cruet, dans sa thèse des caries dentaires compliquées, a étudié les méthodes conservatrices employées à cette époque dans les divers cas de caries pénétrantes.

Les voici résumées :

I. — *Perforation de la pulpe, avec pulpe saine ou simplement irritée* (P de la classification de Redier).

Deux procédés sont en usage : 1° *le procédé lent*, consiste à provoquer, par des médicaments spéciaux, la sécrétion de dentine secondaire destinée à transformer la carie pénétrante en carie non pénétrante. Les médicaments employés sont : le tanin, l'acide phénique, l'alun calciné, l'oxychlorure de zinc, etc.

2° *Le procédé rapide* consiste à protéger la pulpe, à la coiffer, pour lui permettre de former sous cette coiffe une couche de dentine nouvelle.

Pour cela deux sortes de substances sont employées, les unes, inertes, destinées seulement à protéger la pulpe (feuilles d'or, d'étain, d'argent, le bois, la corne, l'ivoire, l'os, le liège, la gutta-percha, le collodion desséché, etc.), les autres, actives, ont pour but de favoriser, d'exciter la sécrétion de dentine (oxyde de zinc, tanin, acide phénique, etc.).

Les principaux partisans de ces procédés ont été : Préterre, Magitot, en France ; Coleman, en Angleterre ; Witzel, en Allemagne ; Rosenthal, en Belgique, etc.

II. — *Inflammation aiguë de la pulpe* (P_1).

Tomes seul, pense que le traitement conservateur peut être appliqué en cherchant à calmer l'inflammation, puis en coiffant le germe dentaire revenu à son état normal.

Pour cela, il propose : le laudanum ou le chloroforme portés dans la cavité cariée, l'opium à l'intérieur et les sangsues ou les scarifications sur la gencive.

III. — *Pulpite chronique* (P_2).

Les uns cherchent d'abord à enrayer l'inflammation de la pulpe, à tarir la suppuration, puis à exciter les fonctions physiologiques du germe pour lui permettre de refaire une carie non-pénétrante [1]. Pour ces deux buts à atteindre, les mêmes substances sont employées, ce sont : l'acide phénique, le tanin et le thymol.

D'autres (Coleman, Brasseur, Witzel) amputent une partie plus ou moins grande de la pulpe et cherchent à conserver le reste. C'est, en somme, un intermédiaire entre les traitements conservateur et destructeur. Mais du fait qu'il comporte comme premier

[1] Cauer. — *Des caries dentaires compliquées*, p. 69.

temps une destruction, même partielle de l'organe, ce procédé ne nous occupera pas, comme rentrant davantage dans le cadre du traitement destructeur.

Si on cherche à étudier la valeur des différents moyens employés pour conserver intacte la vitalité pulpaire, on est surpris par leur manque de caractère scientifique. Sur quels résultats s'appuient-ils? Quelles sont les expériences rigoureusement contrôlées qui leur servent de base? Cette fameuse couche de dentine secondaire dont les auteurs parlent et qui transformerait une carie de pénétrante en non-pénétrante, où l'ont-ils vue, dans quel ouvrage l'ont-ils décrite, au bout de combien de temps se forme-t-elle?

Magitot, qui, des auteurs français, est un de ceux qui attribue le plus d'importance à cette sécrétion dentinieuse oublie, lui aussi, de nous renseigner. Voici d'ailleurs à ce propos l'avis autorisé de M. le Prof. Redier. « Quant Magitot nous parle de la formation d'une mince couche d'ivoire qui ramènerait une carie pénétrante, à la suite d'un traitement conservateur judicieux, à l'état de carie non-pénétrante, il nous affirme, de très bonne foi. j'en suis sûr, un fait qu'il n'a pas vu; il n'aurait pas manqué sans cela de nous en montrer une figure, lui surtout qui ne ménageait pas les dessins. » Cette opinion que M. Redier a bien voulu nous donner dans une lettre, a d'autant plus de valeur qu'elle émane d'un élève et d'un ami de Magitot; c'est pourquoi nous avons tenu à la reproduire ici textuellement à titre documentaire.

Et d'ailleurs voit on bien ce fait paradoxal? Les partisans du traitement conservateur dans la pulpite chronique se taisent quand il s'agit de la pulpite aiguë.

Cette pulpe, en grande partie ulcérée, suppurante, qui pourrait, non seulement revenir à son état normal, mais reprendre ses fonctions physiologiques, ne trouve comme défenseur, quand elle n'est irritée qu'à l'état aiguë, que Tomes dans son *Traité de chirurgie dentaire.*

Et pour obtenir ces résultats merveilleux, quels sont donc les produits employés? l'acide phénique et le thymol, agents caustiques et destructeurs, appliqués directement sur la pulpe et destinés à un traitement conservateur !

Cette idée de la transformation de la carie pénétrante avec inflammation chronique de la pulpe, en carie non-pénétrante, n'a pas du reste été prise au sérieux par les auteurs contemporains qui n'en font même pas mention. La couche des odontablastes étant détruite dans le cas qui nous occupe, comment pourrait-il y avoir réaction odontoblastique ? Théorie séduisante qui a pu naitre dans l'imagination de certains esprits, il n'est pas possible qu'elle ait reçu une consécration pratique.

Nous voulons enfin pour preuve du manque de caractère scientifique de cette question de la conservation de la pulpe, l'état d'empirisme dans lequel elle est quelquefois tombée. Source de richesse pour quelques-uns, elle a donné naissance à telle ou telle pâte plus ou moins bien lancée dans le commerce (pâte de Witzel, de Rosenthal, de Lehr, etc.).

Cette hésitation, ce manque de renseignements précis se fait encore sentir dans nos traités contemporains. A la lecture nous assistons à un exposé d'idées personnelles quelquefois très différentes les unes des autres.

Si nous cherchons à résumer, à condenser, nous nous apercevons en effet que, si tous les auteurs sont d'accord pour admettre l'efficacité des procédés conservateurs lorsque la pulpe ayant donné de très légères douleurs passagères est encore recouverte d'une mince couche d'ivoire, s'ils s'entendent sur l'épaississement de cette mince couche dans les caries

« presque pénétrantes » que nomme Redier, quelques-uns, comme Redier [1] lui-même, se montrent plus réservés au sujet de la réussite de ce traitement dans les pulpites subaiguës et de l'obturation de la chambre pulpaire lorsque celle-ci est perforée, et tous enfin rejettent, avec ce traitement, l'idée d'une cicatrisation dentinieuse lorsque la pulpe est arrivée à son état aigu et à plus forte raison à son état chronique Dubois [2], Godon [3], Redier, Cruet) [4].

* *

Le traitement dont nous nous servons pour obtenir la conservation de l'organe dentaire enflammé repose presque entièrement sur les propriétés bactéricides de certaines essences. Agissant sur l'ivoire par leur propriété antiseptique directe, leurs vapeurs bactéricides pénètrent dans la dentine par les canalicules de Tomes, les aseptisent sur leur passage et vont porter leur action dans la pulpe elle-même.

Ce pouvoir qu'ont certaines essences de tuer les bactéries a été démontré en 1887 par Chamberland [5], puis par MM. Cadiac et Meunier [6], Schmelchensko, Blaizot et Caldaguès [7], Miquel [8], etc. Des expériences faites, il résulte que ce pouvoir est considérable. Voici les principales essences d'après leurs valeurs bactéricides.

(1) Redier. — *Traité de la carie dentaire.*
(2) Dubois. — Thérapeutique, *id.*
(3) Godon. — *Dentisterie opératoire.*
(4) Cruet. — *Hygiène et thérapeutique des maladies de la bouche.*
(5) *Annales de l'Institut Pasteur*, t. I, 1887, p. 153.
(6) *Ibid.*, t. III, 1889.
(7) C. R. de la Société de biologie, 9 décembre 1893.
(8) *Annales de micrographie*, 1894. VI, p. 396.

Essence de cannelle
» girofles
» lavande
» origan
» géranium
» verveine, etc.

M. le Dr Blaizot et Caldaguès se sont livrés à des recherches minutieuses que nous ne pouvons relater ici en détail de crainte d'allonger par trop notre sujet, et d'où il résulte que : le staphylocoque, qui est le plus résistant des microbes expérimentés, exposé aux vapeurs de ces essences *dégagées à la température ordinaire* est tué en 48 heures, le streptocoque en 36 heures, le colli-bacille en 24 heures et le bacille-virgule en 1 heures seulement.

Si on expose à l'action de ces vapeurs une couche infiniment mince de culture de staphylocoque, les résultats sont plus merveilleux encore. Ce microbe est en effet tué en moins de 4 heures et après 6 minutes ne donne comme ensemencement que des nuages très légers.

Le mélange des essences semble, de même que le mélange d'autres substances antiseptiques, donner encore de meilleurs résultats.

C'est ainsi que les vapeurs d'un mélange d'essence de cannelle et de lavande tuent le streptocoque en deux heures.

La formule dont nous nous servons contient de l'essence de cannelle et de girofles. Pour renforcer l'action de ces essences nous avons ajouté dans notre formule du phénosalyl, puissant antiseptique. qui, par le phénol, agit encore comme anesthésique de la dentine.

Comme calmant nous avons introduit, de plus, le chloroforme et le chlorhydrate de cocaïne.

Ainsi nous avons été amené à composer le mélange suivant :

Essence de girofles	} àà 20 gr.
» cannelle	
Chloroforme	30
Phénosalyl.	40
Chlorydrate de cocaïne	1

Agiter la bouteille

Dans une autre formule nous avons ajouté de l'essence de lavande et donné une place plus importante aux essences en les dosant d'après leur puissance bactéricide.

Essence de cannelle	25 gr.
» girofles	20
» lavande	10
Phénosalyl.	25
Chloroforme	15
Chlorydrate de cocaïne	1

Agiter la bouteille

Depuis quelques temps nous employions indifféremment ces deux mélanges. Nous devons dire toutefois que le nombre de nos observations est plus grand avec le premier qui est celui que nous avons tout d'abord composé et qui nous a servi à expérimenter la formation de dentine secondaire de laquelle nous aurons bientôt à parler.

Avec l'un de ces deux mélanges voici comme on doit opérer :

Première séance. — 1° Enlever le plus possible de dentine ramollie par la fraise et l'excavateur en évitant de perforer la chambre pulpaire si elle ne l'est pas déjà, mais sans en tenir autrement compte si, au cours de l'opération, elle se présente à découvert et saigne (l'opération doit être faite avec des instruments aseptiques).

2° Irriguer la cavité à l'eau tiède (antiseptique) puis laver plusieurs fois la cavité avec des cotons imbibés du mélange indiqué, en projetant après chaque coton de l'air chaud afin de faire mieux absorber le médicament par l'ivoire desséché et de dégager les vapeurs antiseptiques. Ces dernières manœuvres opératoires devront être répétées selon les degrés du mal. Nous projetons même l'air chaud sur le coton imbibé pendant que celui-ci est placé dans la cavité. On voit alors le liquide bouillir et dégager d'épaisses vapeurs. Particularité intéressante, l'air chaud n'est pas douloureux, surtout lorsque la pulpe est à découvert. La douleur provoquée par l'air chaud, plus grande lorsque la pulpe n'est pas ouverte, s'explique très probablement par la congestion qu'il en résulte pour cet organe dont les éléments nerveux sont comprimés de ce fait contre les parois de la chambre pulpaire qui, de son côté, et par sa nature, ne peut suivre ce changement de volume.

Il se produirait en somme un fait analogue à celui qui a lieu pour l'application de l'acide arsénieux. « La saignée a pour but de décongestionner la pulpe et par suite de diminuer la compression douloureuse qui se produirait contre les parois de la cavité pulpaire après l'application du caustique [1] ». L'air chaud finit même, très tôt, par ne plus être ressenti, surtout si on a la précaution d'opérer par progression.

3° Mettre un pansement à demeure avec un coton imbibé du mélange et recouvert d'un coton imprégné de benjoin, ou plomber si la pulpite est légère.

4° Badigeonner la gencive de teinture d'iode.

Deuxième séance. — Exciser, si besoin, la dentine ramollie qui aurait pu rester et renouveler les manœuvres opératoires ci-dessus. Plomber au ciment, de préférence très pâteux. Si toutefois on voulait plomber la dent plus solidement, on mettrait une couche de ciment que l'on recouvrirait ensuite par un amalgame ou une aurification. Si la douleur a per-

[1] Godon. — *Dentisterie opératoire.*

sisté entre la première et la deuxième séance, aller jusqu'à trois ou quatre séances mais bien rarement au delà.

Trois séances représentent généralement le maximum.

Dans tous les cas voici des règles importantes à observer.

Les séances devront être rapprochées, deux à quatre jours d'intervalle au maximum, afin que le médicament ne cesse d'agir.

Il y a intérêt à rendre les séances aussi peu nombreuses que possible.

Les soins devront être donnés en proporti n du degré du mal, cette proportion devant exister, moins dans le nombre que dans la durée des séances. C'est ainsi qu'il y aura intérêt à s'appliquer principalement à la première.

Voici alors ce qu'on observe :

Le plus souvent la douleur disparait complètement quelques minutes après la première séance, quelques fois elle continue sourde, allant en dégradant, pendant quelques instants (15 à 30 minutes) pour disparaître complètement ensuite. Nous n'avons pas eu de cas où elle ait duré plus d'une heure ou deux.

Pour servir d'exemple, nous prenons au hasard deux observations :

Le 8 octobre 1906, Mme F..., 35 ans, se présente à notre consultation pour une première grosse molaire gauche, atteinte de pulpite et qui lui a donné cinq ou six accès violents. Nous pratiquons le traitement que nous venons de décrire (excision de la dentine — cotons imbibés et air chaud — teinture d'iode sur la gencive) et nous laissons un pansement.

Le 10 octobre, notre malade revient enchantée. Nous citons textuellement ses paroles : « Le soulagement a été immédiat, c'est comme si tout à coup je n'avais plus eu ma dent ». Nous renouvelons le traitement de la première séance et nous obturons au ciment.

Le 5 novembre 1906, M. A. B..., 20 ans, souffre depuis un mois d'une grosse molaire supérieure droite. Depuis une quinzaine de jours les douleurs sont devenues intolérables. La dent largement cariée dégage, à l'excision de l'ivoire, une odeur très désagréable. Au-dessous la pulpe apparaît par une perforation et saigne. Nous pratiquons notre traitement et deux jours après nous pouvons plomber la dent.

Ici il faut noter une légère douleur après la première séance qui a duré une heure environ.

Nous avons l'occasion de revoir journellement ces deux clients, comme d'ailleurs beaucoup de ceux que nous avons traités, jamais depuis près d'un an la moindre douleur n'est revenue.

Comment agit ce traitement ?

Le mélange que nous employons agit : 1° Par action antiseptique directe par le phénosalyl et les essences ;

2° Par une action antiseptique pénétrante (vapeurs d'essences).

L'air chaud : 1° Aide l'absorption des médicaments en desséchant l'ivoire ;

2° Dégage les vapeurs des essences ;

3° A une action antiseptique directe.

L'acide phosphorique du ciment agit :

1° Par action antiseptique directe ;

2° Sur les odontoblastes, en les excitant et en provoquant, comme conséquence, une sécrétion de dentine secondaire, ainsi que le prouvent les expériences que nous avons faites et dont nous allons parler bientôt.

Essences et ciment agissent sans être caustiques pour la pulpe, sans la coaguler, lui laissant toute sa vitalité. On a ainsi l'application de l'action calmante de l'essence de girofles tellement employée depuis longtemps qu'on en avait presque fait un spécifique dentaire. Cette action calmante n'est que la résultante d'une diminution d'inflammation pulpaire. De même pour l'essence d'ylang-ylang si prônée dans les revues dentaires depuis quelque temps et qui, très probablement, doit agir de la même manière.

Un de nos amis, professeur de chimie au collège de Saint-Amand, nous disait qu'étant surveillant à l'Ecole supérieure de Poitiers, il avait calmé plusieurs maux de dents de ses élèves par des pansements d'essence d'eucalyptus qu'il avait à ce moment chez lui, l'essence de girofles qu'il avait aussi employée dans le même but avait eu moins de succès.

Certes, nous sommes bien loin de prétendre que toutes les essences ont la même efficacité, mais ce que nous pouvons affirmer, c'est que le traitement conservateur dans la pulpite doit être recherché parmi les substances propres à dégager des vapeurs antiseptiques.

Il est fort probable qu'on trouvera pour remplacer le phénosalyl que nous employons d'autres substances (M. le Prof. Cavalié nous a, à ce propos, vanté le collargol et le thigénol) mais si les nouvelles substances employées ne dégagent pas elles-mêmes des vapeurs bactéricides, il faudra toujours avoir recours à l'adjonction de certaines essences et principalement de l'essence de cannelle et de girofles.

∴

Ceci posé, voyons comment se comporte notre traitement dans les trois degrés de pulpite et, dans ces divers cas, étudions la formation de dentine secondaire.

Nous n'insisterons pas sur les cas de pulpite subaiguë (P de Redier). Il est évident que si le traitement doit réussir et si cette formation doit avoir lieu, c'est bien ici. Et, de fait, le résultat est très rapide puisqu'on peut sans inconvénient obturer dès la première séance. Sous le plombage l'épaisseur de l'ivoire resté se grossit et si une légère perforation existe, elle se comble sous l'action du ciment.

Dans les pulpites aiguës (P_4) le traitement réussit aussi bien. Il est seulement nécessaire de le prolonger quelques fois pendant deux, trois et quatre séances. Ici la sécrétion de dentine n'a pas toujours lieu, mais, contrairement à l'opinion admise, elle peut se produire et transformer une carie pénétrante en carie non pénétrante.

L'étude de l'obturation dentinieuse d'une perforation pulpaire qui ne paraît pas avoir été faite bien rigoureusement pour les pulpites subaiguës, nous avons tenu à la faire dans les cas d'inflammation aiguë de la pulpe. L'idée de cette expérience ne nous étant venue qu'au mois d'avril, nous n'avons relativement que peu d'observations. De même, nous n'avons essayé que l'acide phosphorique du plombage comme substance propre à exciter cette sécrétion.

Nous prouverons d'ailleurs dans un instant que la chose n'a qu'une importance secondaire au point de vue pratique. Mais si peu nombreuses soient-elles, nos expériences sont largement suffisantes pour prouver que dans les cas d'inflammation aiguë de la pulpe, la formation de dentine secondaire, contrairement à l'opinion admise, peut quelquefois se produire.

Sur quinze expériences nous avons observé trois obturations dentinieuses, ce qui donne la proportion de 1/5.

Voici les 2 cas les plus intéressants :

Mme C..., 50 ans, souffre depuis trois mois d'une

pulpite de la deuxième petite molaire supérieure droite. A l'examen et après avoir enlevé l'ivoire ramolli nous trouvons la pulpe ouverte en deux points. Après notre traitement habituel, nous mettons un pansement auquel nous ajoutons sur le coton imbibé un peu d'acide phosphorique du plombage.

Trois jours après, nous constatons que les deux pertuis de la chambre pulpaire sont fermés. La sonde qui, avant, s'enfonçait à ces deux endroits et provoquait de la douleur, rencontre une surface solide, insensible. A l'œil nu, on aperçoit à la place de l'orifice une sorte de caillot luisant qui se distingue nettement du reste de l'ivoire. On doit conclure à la formation de dentine secondaire, d'une sorte de *cal dentinieux.*

Au cours de cette séance nous pratiquons une nouvelle excision de dentine ramollie, cette fois-ci complètement indolore, sauf en un point où la pulpe se présente à nouveau à découvert ; nous mettons à cet endroit un pansement analogue au premier, mais à la troisième visite de notre cliente, quatre jours après, ce dernier pertuis n'est pas comblé.

Il est à remarquer qu'entre la première et la deuxième séance cette dent a provoqué à la malade une sorte d'agacement qui n'a pas eu lieu après la deuxième. Nous avons remarqué en effet que chaque fois qu'il y a eu formation de dentine secondaire cette légère douleur s'est produite, douleur qui ne peut guère s'expliquer autrement que par cette formation elle-même.

Mme P..., 32 ans, a des névralgies depuis un mois, occasionnées par une inflammation de la pulpe de la deuxième grosse molaire inférieure gauche.

Dans la première visite que nous fait la malade, au cours du nettoyage de la cavité, la pulpe s'ouvre et saigne. Nous traitons la dent comme à l'ordinaire et mettons un pansement sous acide phosphorique.

Trois jours après, nous revoyons notre malade guérie totalement de ses névralgies, la dent elle-même n'a donné aucune douleur. La perforation pulpaire existe encore. Nous renouvelons notre traitement et nous remettons un pansement ; mais cette fois-ci nous ajoutons comme dans la précédente observation une gouttelette d'acide phosphorique et nous recouvrons de gutta.

Douze jours après notre malade revient et nous constatons cette fois l'obturation du pertuis. La sonde ne s'enfonce plus et ne provoque plus de la douleur. Sceptique, nous pratiquons plusieurs fois le sondage avec une sonde à canaux, elle se plie sans pénétrer. Enfin le ciment n'occasionne pas la douleur habituelle qu'il provoque lorsqu'il arrive en contact avec la pulpe mise à nu.

Dans la troisième observation nous avons tenu à faire l'expérience dans des conditions se rapprochant le plus des conditions ordinaires et, dans ce but, nous avons appliqué sur la perforation un coton imbibé de ciment très liquide. Le pertuis a été obturé, ainsi que nous avons pu le constater quatre jours après une première intervention. De ces différents résultats on doit conclure que *lorsque la sécrétion de dentine nouvelle doit avoir lieu, elle se fait dans les premiers jours qui suivent l'obturation.*

Dans la pulpite chronique le traitement que nous appliquons réussit aussi. On aura soin de poursuivre par la fraise et l'excavateur tout l'ivoire carié et de faire des séances de vaporisations un peu plus prolongées. Le nombre des pansements sera au besoin plus grand jusqu'à ce que le coton portant le mélange soit retiré de la dent avec l'odeur bien franche qu'il avait au moment de son introduction. Au cas d'hypertrophie pulpaire on enlèvera à la fraise la partie faisant saillie hors de la chambre pulpaire et on appliquera le traitement habituel sur la partie restante. Dans tous les cas, pour plus de prudence, on pourra mettre la dent en observation pendant quelques jours, en laissant au fond de la cavité du coton imbibé, recouvert de gutta.

On conçoit qu'un organe profondément lésé, ulcéré, hypertrophié ne puisse plus réagir et qu'il ne soit pas besoin de chercher ici la réaction odontoblastique.

Mais alors, le traitement que nous appliquons pourrait donc réussir sans que les réactions dentinieuse et pulpaire interviennent ? L'un ne serait-il donc pas tributaire des autres ?

Les succès que nous avons obtenus aussi bien dans les cas de pulpites aiguës où nous avons pu observer la sécrétion d'ivoire que dans ceux où cette sécrétion ne s'est pas produite et la réussite de notre traitement dans les cas de pulpites chroniques le prouvent, nous croyons, abondamment. Le germe dentaire, même profondément atteint, peut, une fois débarrassé de son infection, rester aseptique sous le plombage, sans donner lieu à des réactions pathologiques. Dans les deux temps de notre traitement : antisepsie et excitation de la sécrétion d'ivoire, l'un, le premier, est d'une bien plus grande importance. Seul indispensable il peut se passer de l'aide du second.

L'asepsie pulpaire est la seule condition nécessaire et indispensable au succès du traitement conservateur des dents.

En voici un exemple qui prouvera aussi les grands avantages de cette méthode au point de vue opératoire.

Mlle B., 19 ans, vient nous trouver en novembre dernier pour une deuxième petite molaire supérieure droite qui la fait souffrir. Cette dent, traitée en juillet par un de nos confrères, était restée depuis incomplètement terminée par suite du départ de la malade. En interrogeant, nous apprîmes que le dentiste qui l'avait soignée avait eu beaucoup de peine à cautériser les débris radiculaires de la pulpe qui, du reste, ne devaient pas, au dire de notre cliente, être encore insensibles.

L'odeur dégagée par le nettoyage à la fraise de la cavité nous fit plutôt croire à l'existence d'un quatrième degré, mais la sonde introduite dans la racine nous révéla l'existence d'un filament pulpaire encore très sensible. Nous appliquâmes alors notre traitement habituel, après avoir bien nettoyé mécaniquement la cavité et, au bout de trois séances, toute douleur ayant disparu, nous pûmes obturer.

Nous avons souvent revu depuis notre cliente qui n'a jamais ressenti la moindre gêne occasionnée par cette dent.

Nous avons tenu à citer cette observation qui prouve l'efficacité du traitement conservateur même après la cautérisation à l'acide arsénieux, en même temps que sa grande rapidité, mais nous croyons cependant, que cette cautérisation partielle et préalable est nuisible, et, pour notre part, nous n'avons jamais eu besoin de la pratiquer. Nous avons de nombreux cas de pulpites chroniques soignées par les moyens que nous avons indiqués, sans cautérisation partielle, et nous n'avons jamais eu d'insuccès.

Mais, pourra-t-on nous dire, comment savez-vous que ces débris pulpaires conservent leur vitalité ? Nous avons prévu l'objection et avons examiné quelques-uns de ces débris ainsi traités, au bout de plusieurs mois.

Nous les avons toujours trouvés en parfait état de conservation. La preuve nous en était fournie par leur sensibilité à la sonde, la petite hémorrhagie que provoquait quelquefois la pénétration de cette sonde, par l'absence de décoloration de la dent et par l'absence de troubles pathologiques du côté de la membrane alvéolo-dentaire.

*
* *

Nous serons bref sur les avantages qu'il y a avec ce traitement à ne pas employer l'acide arsénieux. Aussi bien, qu'on nous pardonne l'expression, chercher à prouver ces avantages, serait chercher à enfoncer une porte déjà ouverte. Les accidents que peut provoquer l'acide arsénieux sont connus de tous et étudiés tout au long dans les ouvrages classiques.

La perte de la vitalité et de la coloration normale de la dent, les grandes précautions qu'il faut prendre avec lui pour ne pas commettre de désordres gingivaux et périostiques, seraient à eux seuls suffisants pour faire abandonner son emploi, si celui-ci était simplement reconnu non indispensable. Il y a cependant d'autres avantages avec le traitement conservateur. Par leur très grande rapidité, les procédés que nous avons indiqués permettent d'obturer une dent atteinte de pulpite, le plus souvent en une ou deux séances ; alors qu'un cas analogue nécessite avec le traitement destructeur quatre ou cinq séances au minimum et encore faut-il que la recherche des canaux soit facile, car, bien souvent, on remet à une visite ultérieure la recherche laborieuse d'un des canaux d'une grosse molaire, qui, du premier abord, ne s'est pas présenté à l'œil, ou n'a pas été perçu par la sonde.

A ce propos nous nous souvenons qu'un de nos professeurs à l'École dentaire, et non l'un des moindres, soutenait qu'il était impossible parfois de trouver les trois canaux d'une molaire supérieure. Nous n'ignorons pas que le procédé de l'extirpation pulpaire précédée de la compression cocaïnique permet d'opérer bien plus vite, mais ce moyen très délicat, le plus souvent douloureux, malgré les précautions prises, est employé, régulièrement, par bien peu d'opérateurs. A cette difficulté de la recherche des canaux, vient s'ajouter parfois la difficulté d'absorption des derniers filaments pulpaires pour l'acide arsénieux, qui, tout en prolongeant le traitement, le rend souvent très douloureux. Et pour les soins des dents de lait atteintes de troisième degré, quels grands avantages les procédés que nous venons de décrire ne présentent-ils pas! Là surtout, où l'emploi de l'acide arsénieux est proscrit et où la quasi-impossibilité de soigner les canaux oblige à un traitement mixte, mi-destructeur et mi-conservateur!

Poussant plus loin les inconvénients du traitement destructeur, on peut dire, sans être taxé d'exagération, que, de même que pour les dents de lait, il est quelquefois impossible avec lui d'instituer un traitement vraiment rigoureux pour les troisièmes degrés.

Quelle sera, en effet, l'assurance d'un opérateur devant une petite molaire atteinte de pulpite? Peut-il savoir exactement le nombre de canaux radiculaires que contient cette dent si sujette à des anomalies, qui, tantôt à deux canaux, tantôt à un seul canal, se trouve parfois divisée en deux pointes au sommet du sillon? Pourra-t-on, même avec les sondes les plus fines, pénétrer jusqu'aux dernières extrémités de certains canaux, et lorsque ceux-ci seront fortement recourbés cette manœuvre sera-t-elle possible?

Lorsqu'on sera en présence d'une dent de sagesse, si sujette à des changements, pourra-t-on affirmer qu'on est bien certain de ne pas avoir laissé un seul canal privé de soins et voudra-t-on appliquer, de suite, un plombage définitif dans une dent aussi capricieuse? On observe parfois des racines de certaines grosses molaires qui contiennent, non pas un seul, mais deux canaux bien distincts, que fera l'opérateur non averti? Il cherchera un seul canal, le trouvera, le soignera sans se préoccuper de l'autre, dont il ne peut prévoir la présence, et ainsi, semblable à Jourdain, vis-à-vis de la prose, fera de la conservation sans le savoir. « Les canaux ne sont pas simples mais complexes, ainsi que le montrent les corrosions, labyrinthiques le plus souvent. » Cette affirmation de M. le Prof. Cavalié montrera, mieux que tous mes développements, la difficulté, pour ne pas dire l'impossibilité, dans certains cas, d'application des moyens destructeurs.

En regard de ces nombreux avantages d'une indiscutable valeur, quels sont les inconvénients qu'on peut évoquer?

Nous n'en voyons que deux. Le premier, c'est le manque de résultats éloignés. Nous reviendrons sur la valeur de cette objection. Le second, c'est, avec la conservation de l'organe, la douleur provoquée par l'opération.

Qu'il nous suffise, pour réduire à néant cette affirmation, de rappeler qu'avec le traitement destructeur il est nécessaire, pour rendre l'application du caustique moins douloureuse, d'enlever l'ivoire carié et de faire même saigner légèrement la pulpe. Dans les deux cas le début du traitement est donc le même; plus douloureux encore pour le second, car cette saignée n'est nullement utile avec les procédés de conservation et n'a pas besoin d'être provoquée. Cependant une voie reste ouverte pour l'étude de l'anesthésie de la dentine, car si ce traitement est adopté, il sera précieux de trouver un agent vraiment efficace pour enlever la sensibilité extrême de l'ivoire, sans cependant être caustique pour les éléments de cette pulpe à conserver.

∴

En résumé, nous croyons que bien peu d'opérateurs continueraient à se servir des procédés employés actuellement si l'efficacité des moyens conservateurs leur apparaissait suffisamment démontrée.

Or, si les nombreux cas que nous avons traités de cette manière, si les cent observations que nous avons étudiées très attentivement et que nous avons inscrites ne paraissent pas des preuves suffisantes, si les 30 cas où M. le Prof. Cavalié nous dit, dans une lettre, avoir employé nos procédés avec plein succès ne suffisent pas à convaincre encore, nous avons en faveur de notre thèse tous les cas observés jusqu'ici par tous les partisans du traitement conservateur, car on nous accordera bien, après les expériences que nous avons faites, que les insuccès qu'ils ont eus et qui ont fait abandonner leurs méthodes par trop peu certaines, sont dûs uniquement à un défaut d'asepsie pulpaire ou à une antiseptie à outrance, au moyen d'agents destructeurs.

Nous prévoyons que ce sera le traitement conservateur appliqué dans les pulpites chroniques qui rencontrera le plus grand nombre de sceptiques. Or, ici aussi, les succès qu'ont obtenus Coleman, Brasseur, Witzel, etc., en conservant des débris de pulpes amputées, s'ajoutent à nos propres succès, car les cas malheureux obtenus par leurs méthodes proviennent encore de ce que l'asepsie n'a pas été suffisamment obtenue ou qu'elle a été cherchée par l'emploi intempestif d'antiseptiques caustiques, emploi ayant pour conséquence la perte de la vitalité de ces débris.

Nous avons fait pourtant mieux que de nous en tenir à ces preuves théoriques, et nous avons dit déjà que nous avions trouvé des débris pulpaires soignés par nos procédés, intacts, au bout de plusieurs mois de séjour sous le plombage.

Nous finirons enfin la preuve de la valeur du traitement que nous proposons par le meilleur argument à notre sens ; c'est la corrélation parfaite des résultats qu'il donne avec ceux obtenus par les recherches microscopiques de M. le Prof. Cavalié sur la réaction odontoblastique condensante et avec ceux des études de MM. Blaizot et Caldagués sur la valeur bactéricide de certaines essences.

Au Congrès pour l'avancement des Sciences de l'an dernier, M. Cavalié a proposé une classification nouvelle des caries dentaires basée sur les réactions dentinieuses (réactions qu'il a nommées odontoblastiques et odontoclastiques).

Or, dans chaque cas où la réaction condensante a été notée, nos procédés provoquent cette réaction, alors qu'ils restent impuissants lorsque, théoriquement, cette réaction devient impossible. C'est ainsi que les recherches microscopiques ont démontré l'existence d'une réaction odontoblastique condensante dans certains cas de dentinites pénétrantes (pulpite aiguë). Or, nous avons vu, dans certains cas d'inflammation aiguë de la pulpe, la cicatrisation dentinieuse se produire à la suite de notre traitement. Dans d'autres cas de dentinites pénétrantes (pulpites chroniques) la réaction odontoblastique est théoriquement absente, elle l'est aussi pratiquement avec notre traitement.

Enfin, et surtout, M. Cavalié décrit une forme particulière de dentinites chroniques mixtes, non pénétrantes, où l'aspect de la cavité de la carie n'est plus humide, mais pulvérulent, de couleur grisâtre ou gris noir, et où les réactions organiques sont moins marquées.

A l'excision, l'ivoire, au lieu de s'enlever par couche, disparait en une sorte de poussière. Or, c'est précisément ce cas qui nous a donné quelques insuccès attribuables à ce défaut d'absorption de l'ivoire et les expériences que nous avons faites alors pour provoquer l'obturation de perforations pulpaires que nous avions produites ne nous ont jamais donné de résultats favorables.

En présence d'un fait semblable, il faudra appliquer, avant de commencer le traitement, de la teinture d'iode sur l'ivoire laissé au fond ds la cavité. La teinture d'iode modifie favorablement cette cavité, aide la pénétration des médicaments à travers les canalicules [1] et agit en plus, avec l'aide de l'air chaud, comme un puissant anesthésique de la dentine.

Pour arriver aux résultats que nous venons de signaler, nous avons employé trois principaux mélanges :

Le premier contenait de l'essence de girolles et de cannelle ;

Le deuxième de l'essence de lavande, de géranium, d'eucalyptus et de l'essence de Wintergreen ;

Le troisième de l'essence de thym et de bergamote en parties égales. C'est le premier de ces mélanges qui nous a donné les meilleurs résultats, puis le deuxième, puis le troisième, et il y a bien plus de différence entre le deuxième et le troisième qui, lui, nous a donné quelques insuccès, qu'entre le premier et le deuxième à peu près de même valeur. Or, ceci est bien en rapport avec les résultats des recherches de MM. Blaizot et Caldoguès, résultats dont nous n'avons pris connaissance qu'après nos propres expériences et qui, par conséquent, n'ont pu influencer notre manière de voir.

∴

Nous croyons que ces diverses preuves seront suffisantes pour prouver la valeur du traitement conservateur dans les pulpites. Nous disons les pulpites,

[1] M. Cavalié.

car, et pour nous résumer, ce que nous apportons, ce n'est pas un traitement conservateur limité, réduit à tel ou tel cas favorable, c'est un traitement conservateur généralisé à tous les cas où il y a encore un peu de pulpe vivante, c'est la conservation dans tous les cas de pulpites, qu'elles soient subaiguës, aiguës ou chroniques, qu'il y ait ou non possibilité de réaction dentinieuse, c'est la suppression de la dévitalisation. C'est l'abandon de l'acide arsénieux.

Pour arriver à ce résultat, l'asepsie pulpaire est seule nécessaire et indispensable, et peut se passer de l'aide que lui fournit la formation d'ivoire secondaire. Cette formation n'a lieu, sous l'action de l'acide phosphorique du plombage, que pour les pulpites subaiguës et dans certains cas de pulpites aiguës, obturant, dès les premiers jours qui suivent l'intervention, un pertuis pulpaire donnant naissance à un *cal dentinieux*. Si donc cette sécrétion dentinieuse était indispensable, le traitement conservateur ne pourrait réussir dans certains cas de pulpites aiguës et chroniques; or, il réussit tout aussi bien.

Cette asepsie pulpaire doit s'obtenir avec des substances à action antiseptique pénétrante dont certaines essences nous paraissent être le type le plus parfait pour le cas qui nous occupe. Parmi ces essences, celles de cannelle et de girofles, plus actives que les autres, agissent comme calmants en diminuant l'inflammation pulpaire.

Les débris pulpaires peuvent, par les moyens que nous avons indiqués, être conservés, même lorsqu'ils ont subi un commencement de cautérisation, mais il est cependant préférable que cette cautérisation n'ait pas lieu.

Les faits que nous avançons sont prouvés : *pratiquement* par de très nombreuses observations dont quelques-unes sont citées à la fin de notre texte, et *théoriquement* par leur parfaite corrélation avec ceux qui se dégagent des recherches microscopiques de M. le Prof. Cavalié, et des expressions des savants qui se sont occupés du pouvoir bactéricide de certaines essences.

Une objection, seule, reste donc sérieuse : Que deviendra, avec le temps, cette pulpe désinfectée et conservée vivante, mais lésée mécaniquement? N'occasionnera-t-elle pas des désordres? On conçoit, en effet, qu'à ce sujet il nous soit difficile de répondre, mais si la certitude ne peut exister, de fortes probabilités favorables viennent à notre aide. L'expérience ne nous enseigne-t-elle pas que si des manifestations pathologiques doivent se produire à la suite d'une intervention dentaire défectueuse, elles ont lieu généralement peu de temps après la fin du traitement? Or, un an s'est déjà écoulé depuis nos premiers résultats, et pas un moment jusqu'ici leur valeur ne s'est démentie.

Voici du reste sur quoi fonder notre espoir :

Un de nos amis (J. D., 25 ans), souffrant très légèrement d'une première petite molaire supérieure, il y a cinq ans, alla consulter son dentiste qui, indécis sur la nécessité de la cautérisation, se décida enfin en faveur de la conservation pulpaire afin d'aller plus vite et surtout pour ne pas décolorer la dent qui faisait partie d'une très belle denture. Pour cela il employa, non sans avertir son client des chances possibles d'insuccès, des pansements que notre ami se rappelle avoir été fortement aromatiques, et au milieu desquels il distingua très bien l'odeur de l'essence de girofles. A la troisième séance, la dent n'ayant donné aucune douleur, fut plombée. Voici, nous le répétons, cinq ans de cela. Nous avons, nous-même, tout dernièrement, replombé la dent et constaté le parfait état de conservation pulpaire.

Nous livrons bien volontiers ce que nous avons

trouvé sur cette question de la conservation de la pulpe dentaire, mais nous espérons pouvoir compter sur la grande indulgence de nos lecteurs qui, pour la plupart, seront nos Maîtres, à qui nous devons ce que nous savons et à qui, par conséquent, revient en définitive le mérite de ce modeste apport scientifique. Nous n'aurions même jamais osé l'imprimer si la longueur de cette communication ne nous avait empêché d'en donner lecture au Congrès, et si notre éminent président, M. Francis Jean, ne nous y avait engagé.

En tout cas, loin de prétendre que cette question est définitivement mise au point, nous sommes certain qu'il y a dans cette voie bien des choses à trouver. C'est ainsi qu'il restera à savoir comment se comporte microscopiquement cette pulpe traitée de cette manière ; comment, lésée mécaniquement, mais désinfectée, elle peut conserver sa vitalité, et bien d'autres questions encore qui seront à résoudre. Nous serions trop heureux si nous avions seulement favorisé, par notre faible contribution, l'apparition des résultats définitifs qui marqueront un pas important dans la marche de cette contre-évolution conservatrice dont nous parlions au début.

QUELQUES OBSERVATIONS DU TRAITEMENT CONSERVATEUR APPLIQUÉ

Dans les pulpites aiguës.

Mlle B., 24 ans, 2e g. M. i. d. — Quelques accès violents de pulpite — douleur propagée dans le cou.

PREMIÈRE SÉANCE (11 octobre 1907). — *Traitement :* Pulpe non saignante à l'excision de la dentine.

Traitement et plombage (l'excision de dentine ramolli n'a pas été sensible cette fois). Succès.

DEUXIÈME SÉANCE (3 jours après). — Légère douleur après la première séance pendant une heure environ ; — rien ressenti depuis.

M. L., 18 ans (novembre 1906) (à Noirlac). — 1re g. M. i. g. — Plusieurs accès de pulpite ; — pulpe ouverte et saignante en plusieurs points pendant l'excision de la dentine ramollie. Traitement en deux séances. Succès.

M. P. P., 28 ans (janvier 1907). — 1er p. M. s. g. — Plusieurs accès de pulpite ; — rage violente la nuit avant l'intervention ; — souffre au moment de cette intervention. Traitement en deux séances ; — douleur disparue 15 minutes après la première. Succès.

Mlle F. B., 36 ans (mars 1907). — 1re g. M. i. d. Plusieurs insomnies combattues par des respirations d'éther [illegible]ue se fait notre cliente. Traitement en deux séances ; [illegible] pulpe largement ouverte ; — douleur disparue aussitôt. Succès.

M. P. (mars 1907) (à Châteaumeillant). — Légère pulpite traitée avec succès en une seule séance, etc.

Dans les pulpites chroniques.

Mlle V. R., 27 ans (septembre 1906). — 1re g. M. i. d. Douleur depuis plusieurs mois ; — légère périostite ; —

pulpe retirée à sa partie radiculaire, la cavité est largement ouverte. Traitement en trois séances et teinture d'iode sur la gencive. Succès. *Revue 10 mois après* : la pulpe, sous le plombage enlevé, apparaît très saine et saigne au contact de la sonde. Replombée, en la traitant à nouveau, au préalable, elle ne donne encore aucune douleur.

Mlle L., 45 ans, l. l. s. d. — pulpite chronique. — La dent traitée en une seule séance reste 5 mois avec un pansement recouvert de gutta, sans aucune douleur.

Dans une deuxième séance, après ces 5 mois, la pulpe laisse couler au contact de la sonde un sang rouge. Aucun signe de décomposition ; — traitement et plombage. — Aucune douleur depuis.

M. V., 34 ans, hypertrophie de la pulpe d'une grosse molaire. Ablation de la portion très grosse qui sort de la chambre et application du traitement en deux séances sur la partie restante. Succès.

Insuccès.

Cinq sur *150* observations, attribuables :

1. Carie noirâtre, décrite (soignée en une seule séance) ; cause : défaut d'absorption de la dentine.

2. Excision très douloureuse chez un sujet très nerveux. Couche trop importante d'ivoire infecté laissée sous le plombage.

3. Carie noirâtre déjà signalée, même cause.

4. Trop grands intervalles entre les séances.

5. Légère cautérisation préalable pour détruire un prolongement de gencive dans la cavité.

Sur ces cinq insuccès, deux n'auraient probablement pas existé avec une application préalable de teinture d'iode ou mieux avec une légère saignée pulpaire, et les trois autres sont dus à des causes particulières qui auraient pu être évitées.

Saint-Amand (Cher). — Imprimerie Bussière.

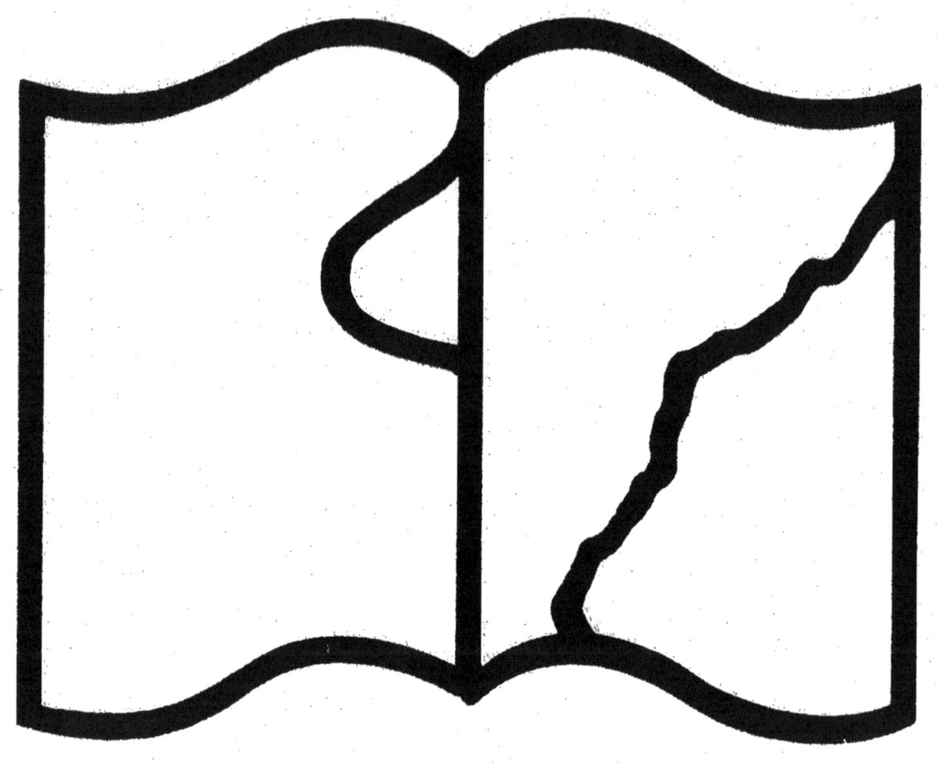

Texte détérioré — reliure défectueuse

NF Z 43-120-11

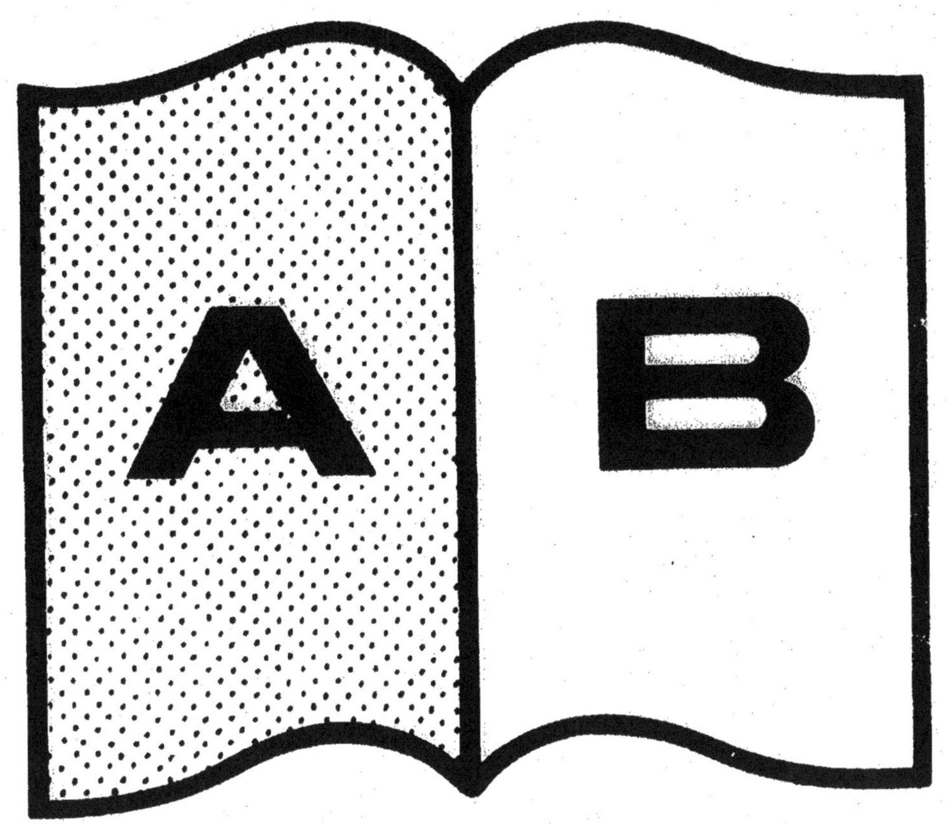

Contraste insuffisant

NF Z 43-120-14

www.ingramcontent.com/pod-product-compliance
Ingram Content Group UK Ltd.
Pitfield, Milton Keynes, MK11 3LW, UK
UKHW021212230726
13926UKWH00001B/473